AF315088

Te 47/14

DU TRAITEMENT

DES FIÈVRES D'ALGÉRIE

PAR LES INJECTIONS HYPODERMIQUES

DE SULFATE DE QUININE

PAR

JULES ARNOULD

Médecin-major à l'hôpital militaire de Constantine
Ancien agrégé du Val-de-Grâce

EXTRAIT DU BULLETIN GÉNÉRAL DE THÉRAPEUTIQUE
numéros des 15 et 30 janvier et du 15 février 1867.

PARIS

AU BUREAU DU JOURNAL, RUE THÉRÈSE, 5

—

1867

DU TRAITEMENT

DES FIÈVRES D'ALGÉRIE

PAR LES INJECTIONS HYPODERMIQUES

DE SULFATE DE QUININE

Ces recherches ne touchent que très-secondairement à la question physiologique de l'absorption des substances médicamenteuses introduites dans l'organisme par la voie du tissu cellulaire sous-cutané : la clinique est un terrain défavorable pour cette sorte d'études ; d'ailleurs, la question peut paraître aujourd'hui assez bien éclairée. L'auteur a tenté, bien plutôt, d'apprécier par des expériences largement instituées la valeur pratique d'une méthode thérapeutique très-séduisante et pour laquelle, à ne consulter que la physiologie, on revendiquerait volontiers, de nos jours, des droits à la généralisation.

A la faveur des circonstances, j'ai expérimenté un médicament un peu tard venu dans la méthode des injections hypodermiques, mais qui jouit, au plus haut degré, du rare privilége d'une action thérapeutique constante, incontestée. Je veux parler du *sulfate de quinine* dans le traitement des fièvres, assez variées quant à la forme, que l'on réunit sous le nom de *fièvres palustres* en raison des points communs, apparents, de leur étiologie la plus probable.

Il serait oiseux de refaire l'historique de la méthode hypodermique, même en ce qui concerne l'administration du sulfate de quinine. Mieux vaut renvoyer le lecteur aux travaux qui ont paru sur la matière. Le mémoire d'Erlenmeyer [1] résume bien la question :

---

[1] A. Erlenmeyer, *Die subcutanen Injectionen der Arzneimitteln.* Neuwied et Leipsig, 1864 ; traduit en substance par M. Rieken, in *Journal de médecine, de chirurgie et de pharmacie,* publié par la Société des sciences médicales de Bruxelles, 1865.

le *Bulletin général de Thérapeutique* a fait connaître les résultats
obtenus par M. Pihan-Dufeillay (¹) et par M. Dodeuil (²), et a re-
cueilli divers documents importants venus d'ailleurs. M. Lasègue (³)
a fait une revue critique des travaux contemporains sur ce sujet.

C'est dire que j'avance sur un terrain déjà visité par plus d'un
explorateur : mais, d'un côté, je le préférais ainsi, pour ma sécurité
et celle de mes malades; d'un autre, il me semble que la méthode
hypodermique, appliquée à l'administration du sulfate de quinine,
est encore assez jeune pour n'avoir pas à dédaigner les témoigna-
ges. On en convient généralement. De plus, j'ai observé en Algérie.

M. Pihan-Dufeillay a fait un assez grand nombre de tentatives,
en général couronnées de succès; mais c'était en France et sur des
fièvres intermittentes d'une gravité moyenne. Les essais de M. Scha-
chaud, à Smyrne, de Gualla, à Brescia, de Desvignes, en Toscane,
seraient faits pour nous influencer davantage, si l'on en connais-
sait autre chose que l'indication sommaire. On doit, en effet, avoir
d'autant plus égard aux observations de ce genre qu'elles ont été
recueillies dans des pays plus notoirement infectés du principe des
fièvres. A ce point de vue, les faits ne laissent rien à désirer en
Algérie et, si ce travail ne devait être qu'un contrôle, dans de sem-
blables conditions, ce ne serait pas une épreuve dénuée d'utilité.

Quant à l'administration hypodermique du sulfate de quinine, le
problème à résoudre porte essentiellement sur deux points, savoir :
la sûreté du moyen et la détermination des limites dans lesquelles
il est applicable en thérapeutique usuelle.

I

*Peut-on administrer, en toute sécurité, le sulfate de quinine par
la méthode hypodermique, dans les fièvres endémo-épidémiques de
l'Algérie, en tant qu'il s'agit de faire cesser les accidents primitifs
de ces affections ?*

La réponse à cette question ressort absolument affirmative des
cent cinquante-six observations que j'ai prises à ce point de vue

---

(¹) Pihan-Dufeillay, *De l'administration du sulfate de quinine en injections
sous-cutanées* (*Bulletin général de Thérapeutique*, 1865).

(²) T. Dodeuil, *Traitement du rhumatisme articulaire par les injections
sous-cutanées de sulfate de quinine. Recherches sur l'absorption hypodermique
de ce médicament* (*Bulletin de Thérapeutique*, 1865).

(³) Lasègue, *Revue critique* (*Arch. gén. de méd.*, janvier 1866).

presque exclusif. En général, les injections sous-cutanées ont *coupé la fièvre* aussi vite et aussi bien qu'aurait pu le faire le sulfate de quinine administré par l'estomac.

On peut faire à ce rapprochement l'objection que les deux méthodes n'ont pu être expérimentées à la fois sur le même malade et pour des accès identiques. Cela est très-exact, sans être très-sérieux. En effet, les résultats des procédés habituels d'administration du sulfate de quinine sont si bien connus et si bien établis qu'ils forment tout naturellement un terme de comparaison aussi solide qu'on puisse le désirer. Au besoin, j'ajouterais qu'un certain nombre de mes malades, avant ou après les injections, ont pris du sulfate de quinine par la bouche, ou même n'en ont pris que de cette façon, pendant que je l'administrais par la peau à leurs voisins.

Mes essais ont été pratiqués d'une façon suivie depuis le 2 avril jusqu'au 20 septembre : ce laps de temps comprend donc la vraie saison des fièvres en Afrique, c'est-à-dire la fin de juin, les mois de juillet et d'août : les fièvres de première invasion étant assez rares et généralement peu graves à toute autre époque.

J'ai cru devoir établir, dans mes observations, quatre catégories ayant pour base la forme et la gravité des fièvres, le temps auquel elles ont paru et aussi le degré d'énergie du traitement qu'elles ont exigé.

.1. La première catégorie comprend des fièvres de printemps, récidives ou de première invasion, par elles-mêmes bénignes, susceptibles de s'épuiser spontanément ou tout au moins de céder à une médication évacuante et perturbatrice, telle qu'est l'emploi du vomitif. Comme temps, elle se rapporte aux malades soumis à la médication quinique hypodermique à partir du 2 avril jusqu'au 20 juin. La plupart de ces malades auraient pu, sans inconvénient pour eux, recevoir le sulfate de quinine par la bouche : mais il me semblait prudent de commencer par des cas faciles à manier mes premiers essais d'une pratique encore nouvelle et dont les détails, en tout cas, ne m'étaient pas personnellement familiers. Les doses injectées variaient de 1 à 2 décigrammes de sel quinique : le plus souvent, j'essayais de me passer de l'administration préalable d'un vomitif, considérant que ce serait un titre en faveur des injections si elles devaient épargner aux fébricitants ce préliminaire assez pénible de la médication quinique ordinaire.

Les résultats furent satisfaisants et pouvaient désormais m'autoriser à croire que le sulfate de quinine administré par la voie du tissu cellulaire agissait d'une façon certaine et agirait encore lorsque j'emploierais la même méthode dans des cas d'apparence plus grave. Cependant, rien n'était particulièrement frappant dans la rapidité, la constance ou la persistance des résultats obtenus : les effets de la médication étaient visibles, positifs, mais avaient besoin d'être sollicités avec quelque insistance, de temps à autre nécessitaient l'emploi d'un adjuvant. Dès lors, je fus porté à me rapprocher, dans les quantités à injecter, des doses que l'on a l'habitude d'envoyer à l'estomac, et à élever notablement la quotité de mes injections pour les fièvres sérieuses qui allaient venir avec l'été.

Cinquante-cinq malades appartiennent à cette première série. Chez deux d'entre eux, le sulfate de quinine ne pouvait rendre aucun service et n'a été donné que pour mettre à l'abri la conscience du médecin. Trente-trois ont obtenu leur guérison à l'aide de la méthode hypodermique seule, à raison de trois injections par malade, sauf cinq cas dans lesquels on est allé jusqu'à cinq et six injections ; mais c'est qu'alors il y a eu, à l'hôpital, une récidive qui a été traitée suivant le même mode que l'atteinte précédente. Les vingt autres cas ne sont pas des échecs : en général, ils sont constitués par une première atteinte que les injections suppriment pour quelques jours, puis par une rechute assez prompte qui est traitée par le sulfate de quinine adressé à l'estomac, soit par crainte d'indisposer les malades contre les piqûres, soit pour pouvoir comparer l'efficacité des deux méthodes chez un même individu.

Deux fois, la fièvre a seulement passé du type quotidien au type tierce sous l'influence des injections : un de ces deux cas était très-rebelle, et les accès tierces résistèrent assez longtemps à de hautes doses de sulfate de quinine par la bouche (1 gramme par jour) et à l'usage de la liqueur Boudin (12 à 20 grammes en vingt-quatre heures).

Un seul cas a été absolument réfractaire : c'est une fièvre quarte survenue dans l'hôpital chez un indigène plusieurs fois atteint de fièvre à type variable dans les années précédentes. Je pratiquai à cet homme des injections à petites puis à hautes doses, choisissant les heures et les jours, variant mes procédés : le succès fut constamment nul. Mais il faut dire que le même sort attendait l'administration du sulfate de quinine par la bouche, poussée jusqu'à 2 grammes en vingt-quatre heures, la liqueur Boudin, l'hydrothérapie, et qu'en fin de compte cette ténacité classique de la fièvre quartaine s'épuisa spontanément en octobre, alors que depuis longtemps j'avais renoncé à la vaincre.

Dans ces premières expériences, je croyais sans doute pouvoir me contenter de rechercher si l'on coupait, oui ou non, les accès au moyen des injections sous-cutanées. Aussi n'ai-je point noté exactement, comme je l'ai fait pour une autre série, le rapport de l'heure de l'injection avec l'heure présumée du premier accès. Je puis dire seulement que je cherchais en général à me rapprocher beaucoup du moment de l'accès attendu et quelquefois, dans ce but, je chargeais l'aide-major de service du soin de faire l'injection à l'heure jugée convenable, si ce moment ne coïncidait pas avec celui d'une des deux visites réglementaires.

Deux fois, j'ai pu constater une aggravation d'intensité de l'accès à la suite d'une injection pratiquée immédiatement auparavant. C'est ce que l'on observe aussi parfois quand on administre le sel de quinine par la bouche, au début de l'accès (V. Trousseau, *Clinique*). Mais cette aggravation, en supposant qu'elle soit liée à l'absorption inattendue du médicament, est un inconvénient médiocre. Aujourd'hui, lorsque j'administre le fébrifuge par la peau, je suis disposé à ne me préoccuper en aucune façon du rapport des heures. Voici pourquoi.

Il est très-rare que l'on puisse couper le prochain accès, soit par les injections, soit à l'aide de l'ingestion du sulfate de quinine par la bouche. Dans quelques conditions que l'on se place, on ne l'influence même pas toujours visiblement. Avec les injections, l'absorption interstitielle, rapide, fatale si l'on veut, porte bientôt le sel médicamenteux dans le torrent circulatoire : c'est le fait physiologique. Mais la clinique ne démontre pas que son action thérapeutique définitive soit aussi brusque : d'ordinaire, il n'y a eu, sous mes yeux, d'influence apparente sur l'accès attendu qu'autant que l'injection était pratiquée au moins deux heures avant cet accès. Il semble qu'il faille à l'économie une sorte d'imprégnation du fébrifuge, peut-être une impulsion réagissante, conditions dont je ne me risquerais certes pas à définir la nature, mais qui ne paraissent pas exister tout d'abord par cela seul que le sulfate de quinine se montre dans les urines.

Aussi est-ce une bonne méthode que d'administrer le sel le plus loin possible de l'accès à venir, ou encore de diviser la dose en plusieurs prises dans l'intervalle d'apyrexie : si l'usage de le donner immédiatement avant l'accès (méthode romaine) a été abandonné, il le méritait autant parce qu'il n'agit pas sur l'accès qui s'annonce que parce qu'il risque de faire rejeter le médicament par le vomissement.

Avec le procédé des injections, on n'a pas à craindre cette ré-

volte de l'estomac : on peut donc administrer le remède dès qu'on a
le malade sous la main. Du moment qu'il faut attendre un certain
temps pour que l'imprégnation ait lieu, mieux vaut en susciter
tout de suite les préliminaires, encore que l'on ait de très-faibles
chances d'amoindrir l'accès s'il commence ou est déjà dans son paroxysme. L'état nouveau que l'on a ainsi créé servira de base à
l'administration de la dose suivante, laquelle étant faite à loisir
pourra précéder de quelques heures le second accès. Car, ce qui
vient d'être dit, moins encore que ce que tous les médecins savent bien, démontre suffisamment qu'il faut répéter une ou plusieurs fois la dose injectée ou ingérée pour obtenir une suspension
durable des accès un peu sérieux.

B. A la deuxième catégorie se rapportent quarante-neuf fièvres
franchement intermittentes, presque toutes de première invasion,
toutes observées pendant la saison qui voit naître plus particulièrement les fièvres d'Algérie et, par conséquent, assez graves en
général. Les doses de chaque injection ont varié de 3 à 6 décigrammes:
le plus souvent, elles étaient de 4 décigrammes.

Sauf un cas dans lequel il s'agissait d'une fièvre de suppuration
méconnue jusqu'à la mort du sujet, l'atteinte actuelle de fièvre a
toujours cédé aux injections seules, *très-souvent* dès la deuxième.

Huit fois, le traitement a nécessité quatre injections, une fois
jusqu'à cinq ; mais, dans ce dernier cas, il y avait eu un intervalle
de neuf jours entre les trois premières injections (chiffre habituel)
et les deux dernières. Trois observations restent douteuses, ayant
trait à des malades sujets à caution, du moins quant à la ténacité des accès : il est à remarquer que ces cas si singulièrement
rebelles comptent parmi les très-rares fièvres nocturnes que j'ai
eu l'occasion d'observer. Cinq de ces neuf malades m'ont paru
avoir un besoin réel d'une certaine insistance dans l'application du
spécifique.

Huit malades avaient pris, sans succès, le sulfate de quinine par
la bouche pendant les deux ou trois jours qui précédaient immédiatement leur entrée. Nul doute que ces doses de fébrifuge ne
doivent compter pour quelque chose dans l'efficacité du traitement
d'ensemble et qu'elles n'accusent visiblement l'influence du milieu
sur la ténacité des fièvres.

Trente-trois fois le sulfate de quinine a été donné par la bouche
postérieurement aux injections. Mais, vingt-quatre fois il a été pure-
ment de précaution, quelquefois dans le but d'assurer la cure, plus

souvent pour prévenir, à quelque distance du premier accès, le retour de la fièvre, selon la méthode recommandée, depuis Sydenham, par tous les auteurs qui ont pratiqué les fièvres périodiques,
et dont on pourrait, à mon avis, se faire une règle générale dans
les pays à influences palustres. Une injection de précaution eût pu
être faite tout aussi bien qu'une dose était donnée par la bouche :
mais, sans compter qu'il n'y avait plus urgence, j'évitais de fatiguer les malades par les piqûres et je craignais de prolonger, par
quelque accident local, le séjour de l'homme dans les salles qu'il
songeait alors à quitter bientôt.

Neuf fois, l'administration du sel par l'estomac a été dirigée contre des récidives accomplies. Je dirai ailleurs que cela ne prouve
rien contre la méthode hypodermique, et si je ne traitais pas, en
général, les récidives par les injections, ce n'était point par défiance à l'égard du procédé.

Le rapport des heures a été noté trente-sept fois. Des injections
(je parle de la première dose administrée à chaque malade) ont
été faites deux fois au début de l'accès, deux fois à la fin, quatre
fois en plein paroxysme, trois fois une heure avant le moment présumé de l'accès, une fois deux heures, cinq fois trois heures avant.
Dans les autres cas, le temps a varié depuis quatre jusqu'à dixhuit heures. En général, les malades n'ont pas gagné à ce que
l'heure de l'injection fût très-rapprochée de celle de l'accès : la dose
administrée une heure ou deux avant la plus prochaine manifestation pyrétique a plus visiblement influencé l'accès suivant que le
premier attendu. Deux fois, le hasard m'en a offert la démonstration assez nette : une première injection ayant été faite et l'accès
attendu ayant eu lieu néanmoins, la seconde injection fut omise,
une fois par empêchement du médecin, une autre fois parce que
le malade, pusillanime, s'était dérobé à la deuxième piqûre ; le second accès manqua néanmoins. La première dose avait donc agi à
longue portée, par-dessus l'accès dont elle était le plus rapprochée :
ce qui confirme la proposition énoncée plus haut quant au choix du
moment de l'administration hypodermique du sulfate de quinine.

Je place ici trois observations succinctes comme exemples d'opportunité de l'application de la méthode et comme démonstration
de son mode d'agir.

Obs. 1 (63ᵉ de mon tableau). Schweitzer, du 83ᵉ de ligne, né
dans le Haut-Rhin, vingt-deux ans, deux ans de séjour en Afrique.
Fièvre double quotidienne, première invasion, datant de cinq
jours. Entré le 3 juillet. Cet homme a été précédemment guéri

dans le service d'une angine pseudo-membraneuse bénigne : rentré à son corps dans un état satisfaisant, il n'a pas tardé à éprouver les symptômes d'une paralysie du voile du palais et une diminution considérable des forces, principalement aux membres supérieurs. Il est amaigri et très-faible : il a, tous les jours, un premier accès assez court à neuf heures du matin, un second à six heures du soir : le frisson dure peu, la chaleur et la sueur se prolongent davantage. Le 4, à sept heures du matin, je fais donner 1 gramme de sulfate de quinine par la bouche, en solution ; mais le liquide, ne pouvant être avalé qu'avec efforts de la part du malade, revient par le nez, provoque la toux et se perd au dehors. Au lieu d'insister sur ce moyen, je pratique une injection de deux décigrammes. Les deux accès de ce jour ont lieu comme d'habitude. Le 5, matin, deuxième injection de 2 décigrammes : l'accès du matin se reproduit seul. Le 6, matin, troisième injection de 2 décigrammes : petit accès, à dix heures. Le 7, quatrième injection. Apyrexie. Guérison sans traces aux piqûres. Sorti le 12 août.

Obs. II (114ᵉ du tableau). Marguet, 36ᵉ de ligne, vingt-sept ans, deux ans d'Afrique, né dans le département des Hautes-Pyrénées. Entré le 2 août, malade depuis trois jours. Atteint de fièvre pour la première fois, il y a quinze jours. La fièvre, qui était tierce, alors, a cédé au sulfate de quinine par la bouche : elle récidive après huit jours sous forme quotidienne. Le 2 août, huit heures du matin, pouls petit, à 100, peau chaude et sèche, langue brune, pâteuse, oppression, profonds soupirs de temps en temps ; tendance au coma. Administration immédiate d'un vomitif (ipéca 1 gramme avec tartre stibié 0ᵍ,05) et simultanément première injection de 5 décigrammes. A trois heures, soir, 70 pulsations, sueur, peau fraîche et détendue. Deuxième injection de 5 décigrammes. Nuit bonne. Le 3, matin, 66 pulsations ; langue humide, blanche, pas de mal de tête. A trois heures, soir, troisième injection de 5 décigrammes. Le 4 août, bon état, douleur à une piqûre au bras gauche. Le 18 août, 1 gramme de sulfate de quinine par la bouche, de précaution. Le 29, ouverture d'un abcès, au bras gauche, que le malade ne soupçonnait pas : liquide jaunâtre, filant, avec quelques grumeaux de pus. Sorti guéri le 2 septembre.

Obs. III (142ᵉ du tableau). Duteil, 36ᵉ de ligne, vingt-trois ans, deux ans d'Afrique, né dans le Corrèze. Entré le 20 avril, malade depuis dix jours. Fièvre quotidienne contractée à 52 kilomètres de Constantine, à un poste de soldats préposés à la garde d'une forêt. Deux fois coupée sur place, la fièvre n'a pas tardé à reparaître et l'homme a dû rentrer en ville, déjà très-affaibli. Accès complets, mais variant d'heure. Le 20, à trois heures du soir, 130 pulsations, température à 41°,5 (centigrades) ; abattement, sueurs profuses, douleur épigastrique. Ipéca-stibié et première injection de 6 décigrammes, simultanément. Sueurs la nuit. Le 21, matin : bien-être, 90 pulsations, température 37° : deuxième injection de 6 décigrammes. Le 22, matin, 84 pulsations, température 37°,5, sécheresse de la peau, malaise assez prononcé : troisième injection de 6 décigrammes. Le 23, bon état. Le 24, 60 pulsations, peau fraîche, physionomie naturelle. Le 28, 1 gramme de sulfate de quinine, de précaution, par la bouche. Le 4 septembre, accès avec frisson de deux heures, à six heures du soir. Le 5, 1 gramme de sulfate de quinine par la bouche. Apyrexie. Rien aux piqûres. Sorti avec un congé de convalescence, le 26 septembre.

C. La troisième catégorie de malades est constituée par trente-huit cas de fièvres graves, appartenant essentiellement à la saison chaude et dépendant d'une grande famille de pyrexies qui forme à elle seule le caractère propre de l'endémo-épidémie fébrile algérienne.

Comment les nommer, ces fièvres ? Elles ont été assurément plusieurs fois et très-bien décrites par nos prédécesseurs sur ce terrain pathologique si riche : cependant les désignations sous lesquelles on les a fait connaître ont été toutes incriminées, et il faut reconnaître qu'en effet elles n'étaient pas sans reproche. Les termes de fièvres *rémittentes, continues* et *pseudo-continues* ne reposent que sur un accident de modalité, insuffisant à légitimer la création d'un type, ainsi que le fait observer M. Dutroulau (²). L'appellation de fièvre *bilieuse* n'est peut-être due qu'à une observation incomplète, car les troubles de la sécrétion biliaire sont vraisemblablement secondaires de l'altération du sang, comme le pense M. Vital, médecin en chef de la division de Constantine. D'ailleurs, rien n'est plus propre que ce terme de *bilieuse* à engendrer la confusion entre des maladies notablement distinctes, ainsi que le prouve l'état actuel de la pathologie exotique relative aux fièvres et les efforts faits par les maîtres pour apporter la lumière dans ce chaos (³). De plus, les fièvres d'Algérie auxquelles je fais allusion ne sont pas marquées d'un cachet de *biliosité* aussi prononcé que les fièvres décrites sous le nom de bilieuses par les médecins de marine et quelques médecins de Paris (⁴).

Je dirai, en modifiant le mot de Baglivi : *Scribo in aere Africano.* Je parle de fièvres qui se montrent en grand nombre en Algérie pendant la saison chaude, qui débutent quelquefois par un frisson, mais peuvent n'en avoir présenté à aucune période ; qui

---

(¹) Suite, voir la précédente livraison, p. 14.

(²) Dutroulau, *Traité des maladies des Européens dans les pays chauds.* Paris, 1861, p. 157.

(³) Monneret, *Traité élémentaire de pathologie interne.* Paris, 1866, t. III, p. 248 et suiv.

(⁴) V. Laveran, *Relation d'une petite épidémie de fièvre rémittente bilieuse* (*Gazette hebdomadaire*, 1865).

tiennent le malade constamment, jour et nuit, dans l'état de *fièvre chaude*, à partir des premiers jours de l'invasion, pour les laisser plus tard avec une tendance au refroidissement, le pouls restant accéléré. Tantôt, on peut observer ou apprendre du malade qu'à un certain moment de la journée le malaise est moins intense, la fièvre moins pénible (rémittence) ; tantôt il est impossible de surprendre une diminution quelconque dans l'intensité de l'appareil fébrile (continuité).

Cette légère différence ne doit pas nous faire séparer en deux groupes ces fièvres, qui se ressemblent par tant d'autres points. Toutes, elles ont de commun la durabilité de l'état de pyrexie, la gravité de ses manifestations, l'accompagnement de perturbations sérieuses survenues dans le fonctionnement des grands appareils, parmi lesquels le système digestif tient le premier rang. Dans leur étiologie, il faut admettre quelque autre chose que l'hypothèse du miasme palustre : non pas que je veuille attenter à cette induction du miasme marématique, une des plus rationnelles que possède la médecine ; mais une cause, même palpable, étant posée, elle peut différer dans ses effets selon les conditions du sol, du climat, de l'état atmosphérique, etc., agents puissants, à coup sûr, et dont nous soupçonnons à peine le mode d'agir, pour les neuf dixièmes de la pathologie. Quant à leur traitement, ce sont toujours des fièvres à quinquina, ainsi que M. Maillot ([1]) l'a mis hors de doute pour les fièvres d'Algérie, et comme l'affirme M. Dutroulau pour la fièvre bilieuse des Antilles. Mais, sans admettre l'association et la superposition morbide qu'y ont voulu voir quelques auteurs (Félix Jacquot), il est incontestable que nos fièvres continues d'Algérie présentent d'autres indications thérapeutiques que celle de l'administration du spécifique antipalustre et que, souvent, la nécessité d'agir sur tel ou tel appareil, l'estomac surtout, semble primer toute autre indication et ressortir presque seule du tableau symptomatique. Comme dernier caractère, les fièvres dont je parle, toujours sévères, tendent à la perniciosité, si tant est que les fièvres pernicieuses soient celles qui conduisent, par elles-mêmes, le malade au tombeau.

Revenant au traitement qui est ici notre point de vue essentiel, nous savons qu'il faut administrer contre ces fièvres, le plus vite et le mieux possible, d'une part le spécifique, d'autre part

---

([1]) Maillot, *Traité des fièvres ou irritations cérébro-spinales intermittentes*. Paris, 1836.

les remèdes adaptés aux manifestations symptomatiques particu-
ières à ces cas. Pour remplir cette seconde indication, on purgeait
au temps de Sydenham, on saignait beaucoup vers 1830. Aujour-
d'hui, on a recours aux évacuants et tout particulièrement au vomitif. Fondée ou non sur une théorie suffisante, la pratique
de notre époque me semble avoir d'assez bons résultats.

Voici, je pense, ce que l'on attend du vomitif : 1° une modification de l'état des muqueuses des premières voies et de la nature
de leur sécrétion ; la désobstruction du foie et la régularisation de
la circulation biliaire ; le tout préparant l'absorption du sulfate de
quinine, si on l'adresse à l'estomac ; 2° une secousse, une pertur-
bation opportune à l'état actuel de l'économie, amenant tout d'abord
la sédation du mouvement circulatoire et la diminution de la chaleur. Parmi ces résultats, il en est que l'administration hypodermique du sulfate de quinine peut faire négliger : ainsi, l'on n'a
pas besoin de préparer les surfaces absorbantes : on peut s'en rapporter encore au sulfate de quinine comme agent d'hyposthénisation.
Mais l'expérience démontre que, même avec la méthode des injections, le vomitif est un adjuvant des plus énergiques, et que l'on
perdrait, à vouloir s'en passer, un temps considérable dans la curation des fièvres de la saison chaude. J'ai dit ailleurs que j'avais
essayé d'abord d'épargner à mes malades ce début du traitement,
au premier abord fatigant et pénible : dans cette troisième série,
cela n'a plus été possible. Lorsque le sulfate de quinine était administré seul, en injections, on ne tardait pas à voir le pouls diminuer
de fréquence, la température s'abaisser : il était évident que le médicament spécifique avait agi sur l'intoxication spécifique. Mais il
restait au malade du mal de tête, de l'inappétence, un malaise général, de l'abattement, et il fallait finir par où l'on aurait dû commencer, en donnant un vomitif qui emportait avec la saburre de la
langue les restes de la maladie. Il importait, pour l'appréciation
de ce qui va suivre, d'avoir fixé ce point particulier.

Trente-huit fièvres rémittentes ou continues, présentant les caractères d'origine et d'allures indiqués ci-dessus, ont été traitées
par les injections sous-cutanées de sulfate de quinine, au moins
dans le moment où la maladie revêtait les traits de la période d'état.
Le succès a été constant.

Au point de vue de la rapidité de l'action thérapeutique, les faits
signalés à propos de la série précédente se sont reproduits. Dans
quatre observations, la première injection étant pratiquée, en pleine
fièvre, à huit heures du matin, les symptômes fébriles n'avaient

encore rien perdu de leur intensité à trois heures du soir, c'est-à-dire après sept heures. Quatorze fois, la sédation s'est produite dans l'intervalle de la contre-visite de la veille à la visite du lendemain matin, laps de temps qui représente seize à dix-sept heures. Le plus souvent, la sédation ne faisait que commencer après un pareil intervalle, et n'était franche, accompagnée d'un sentiment de bien-être, que plusieurs heures après la deuxième injection, c'est-à-dire entre la vingt-cinquième et la quarantième heure à partir du début du traitement. Cinq fois, la chute de l'appareil fébrile s'est fait attendre plus de quarante-huit heures ; dans un de ces cas, le bien-être apparut aussitôt après l'administration d'un vomitif, sans qu'il fût nécessaire d'insister sur l'administration du sulfate de quinine.

Dans une observation, la fièvre, presque entièrement tombée dans les premières vingt-quatre heures, à la suite d'un vomitif et de deux injections, se releva dans les vingt-quatre heures suivantes, ce qui nécessita deux nouvelles doses hypodermiques.

Le cas que je vais rapporter en détail (Obs. IV, 71e de mon tableau) exprime à un haut degré la physionomie de nos fièvres continues palustres ; il touchait évidemment à la perniciosité. C'est une forme de celles que l'on a appelées pernicieuses *typhoïdes*, bien que la dépression et le coma ne ressemblent pas précisément au typhisme. L'intensité et la ténacité des symptômes légitimaient, ce semble, des injections répétées et à hautes doses, en même temps que l'état des premières voies portait à avoir plus de confiance dans ce mode d'administration qu'en tout autre qui se serait adressé à l'estomac. La dépression du malade n'encourageait guère, d'ailleurs, l'emploi du vomitif ; peut-être aurais-je dû recourir à un évacuant purgatif. Il faut noter la rémission qui se fit le matin du second jour, après deux injections, pour être suivie bientôt d'un retour formidable des accidents de la veille. On ne pensera pas que l'effet des premières injections ait été nul ; on verra plutôt, dans cette recrudescence après sédation, la révélation du génie propre de l'intoxication spécifique, poussée ici à un haut degré et rappelant encore, par l'oscillation des symptômes, l'intermittence des cas moyens. Ce cas alarmant m'a entraîné à des doses hypodermiques extraordinaires et m'a fait, bien certainement, pour d'autres cas moins graves, exagérer la dépense du fébrifuge. Avec de l'habitude, on ne subit plus ces influences ; mais, en pareille matière, on risque peu en étant prodigue, et l'on risque tout si l'on est parcimonieux.

Obs. IV (71e du tableau). Joulié, du 6e régiment de chasseurs, vingt-trois ans, deux ans d'Afrique, du département de l'Aveyron. Entré le 11 juillet; malade depuis huit jours. Cet homme a été pris de malaise et de quelques frissons erratiques en revenant d'Alger par terre, avec des chevaux. A son arrivée, le 11, à trois heures du soir, il est dans un état comateux; il répond juste, mais il faut lui arracher les paroles; sueurs profuses, pouls à 112, température 40 degrés; langue brune, pâteuse; ventre normal : première injection de 4 décigrammes. A sept heures du soir, même jour, le pouls ni la température ne se sont abaissés : deuxième injection de 5 décigrammes. Le 12, matin, connaissance assez complète, parole plus facile; pas de sueurs; pouls à 96, température 39 degrés : troisième injection de 5 décigrammes. A trois heures du soir, état grave : 120 pulsations; température, 40°,5 ; 38 respirations; langue humide; deux selles involontaires non diarrhéiques; coma presque absolu : quatrième injection de 1 gramme. A sept heures du soir, même état : seize sangsues derrière les oreilles. Le 13, matin, 120 pulsations, 39 degrés de température, connaissance assez complète, langue sèche : cinquième injection de 5 décigrammes. A trois heures, même état; un peu moins de netteté dans la parole : sixième injection de 5 décigrammes. Le 14, matin, 96 pulsations, température 38 degrés, respiration très-calme, connaissance parfaite; selles volontaires, sueur. Le 15, 78 pulsations, peau fraîche, langue humide, respiration normale, abattement sans souffrance. Le 18, injection de 4 décigrammes, de précaution. Convalescence rapide. Le 22, ouverture d'un abcès au bras gauche; pus lié, avec quelques bulles de gaz. Le 4 août, céphalalgie et malaise, le soir. Le 5 août, 1 gramme de sulfate de quinine par la bouche. Le 9, céphalalgie, sueurs; les 10, 11, 12 août, 1 gramme de sulfate de quinine chaque jour. Part guéri le 14 août, avec deux indurations grosses comme la moitié d'une noix.

Faisons une dernière remarque. Il ressort de cette observation, et de quelques autres que l'espace ne me permet pas de transcrire ici, que les fièvres continues récidivent fréquemment, soit sous la même forme, soit, plus souvent, avec un type franchement intermittent. Ce fait me semble juger la nature de la maladie et mettre en évidence l'origine miasmatique de ces fièvres, qui relèvent, tout comme les intermittentes pures, de la diathèse acquise que M. Monneret appelle l'impaludisme.

D. Parmi les faits, au nombre de huit, dont j'ai cru devoir former la catégorie des fièvres pernicieuses, il en est qui peuvent laisser du doute, d'autres qui sont nettement caractérisés. L'incertitude du diagnostic pour les premiers et l'importance des seconds m'obligent à reproduire les traits essentiels de la physionomie de ces accidents.

Obs. V (65ᵉ du tableau). Escarvin, Italien, tailleur de pierre,

vingt-deux ans, six mois de séjour en Afrique. Entré le 5 juillet.
Cet homme était indisposé depuis huit jours et éprouvait particulièrement une forte céphalalgie quotidienne, de midi à une heure. C'est
un homme robuste, plein de santé jusque-là. Il résistait au malaise
et continuait l'exercice de sa profession, hors de la ville, sur une
route à mi-côte du ravin qui s'élève à l'ouest du Rummel, travail-
lant en plein air et quelquefois atteint par le soleil. Le 5 juillet, à
trois heures du soir, il vient d'être apporté sans connaissance, dans
une résolution musculaire très-complète aux membres, insensible,
la face vultueuse, la peau rouge et chaude sur tout le corps, le
pouls très-plein et très-fréquent, les dents serrées, la bouche pâteuse, la respiration fréquente et pénible. L'appel de son nom n'é-
veille aucun signe d'intelligence. Injection immédiate de 5 décigrammes ; sinapismes aux membres inférieurs. Une demi-heure
après, la connaissance revient peu à peu ; deux heures après l'injection, elle est complète et le malade n'accuse que du mal de tête.
Le 6, au matin, bon état, sauf la céphalalgie frontale : deuxième
injection (3 décigrammes). Le 7, un ipéca stibié, en raison de l'état
de la langue. Le 8, très-bon état : sulfate de quinine par la bouche,
8 décigrammes. Sort guéri le 10 juillet, sans autre accident local
qu'une douleur passagère au bras droit qui a reçu la deuxième injection.

Ce qu'il faut surtout remarquer dans cette observation, c'est l'indisposition antérieure et la céphalalgie intermittente. L'état du
malade, le 5, à son entrée, n'est en quelque sorte que l'exagération
très-considérable et la prolongation de ce qu'il éprouvait dès midi,
depuis huit jours. Sans cette circonstance, et eu égard aux conditions de milieu dans lesquelles vivait cet homme, on pourrait sup-
poser que ces accidents ne sont autre chose que ce haut degré d'in-
solation que les Anglais nomment *heat apoplexy*. Dans mes huit
cas pernicieux, il se trouve un militaire qui a présenté, à très-peu
près, la même succession de symptômes et la même modification
rapide d'un état grave. Il ne paraît pas que ce malade ait été sous
une influence alcoolique, non plus qu'Escarvin. Je n'en rapporterai
pas l'observation. Ce qui reste frappant dans ces deux cas, et même
gênant pour le diagnostic, c'est le passage brusque d'une résolution comateuse, apoplectiforme, à une convalescence qui ne laisse
plus aucune inquiétude. Le sulfate de quinine est-il vraiment ca-
pable d'opérer ces merveilles ?

Obs. VI (106e du tableau). Babylone, terrassier, né à
Liége (Belgique), trente-huit ans, huit mois d'Afrique. Entré le
27 juillet. Malade depuis dix jours. Cet homme n'a jamais eu la
fièvre : il éprouvait du malaise, de l'inappétence et se sentait affai-
bli. Il est venu seul à l'hôpital. A midi, le 27, il parlait et agissait.
A deux heures, on le vit s'affaisser tout à coup, sans rien dire, la

ligure grimaçante, les yeux convulsés. Je le vois à trois heures.
104 pulsations, température 40 degrés ; peau chaude et sèche. L'intelligence paraît atteinte et, de plus, le malade ne peut rendre compte de ce qu'il comprend ou pense ; à toutes mes questions, il répond : « Ma foi, oui. » La langue est tirée difficilement et se projette à droite. Sensibilité très-obtuse du côté droit du corps ; résolution musculaire incomplète des deux côtés. Respiration bruyante, ronflement de temps à autre. 1re injection de 6 décigr. — Il paraît qu'à deux heures du matin, le malade parlait en toute connaissance. — Le 28, à huit heures du matin, il me répond en cherchant un peu ses idées, tire la langue droite, paraît étonné et un peu brisé. Pouls à 92, température 39 degrés, langue saburrale, mouvement volontaire reparu des deux côtés ; pupilles égales, petites. Il ne se plaint pas de la tête, mais bien du creux épigastrique. Deuxième injection de 6 décigrammes. A trois heures du soir, bon état, 88 pulsations. — Le 29, matin, 84 pulsations ; un peu de faiblesse. Troisième injection de 6 décigrammes. A trois heures, 80 pulsations ; 37 degrés. — Le 30, 72 pulsations, un peu de somnolence. Appétit. — Sort guéri le 10 août. Rien aux piqûres.

L'indisposition prémonitoire est encore ici à prendre en très-grande considération. Néanmoins, ai-je eu simplement affaire à une hémiplégie dépendant d'une hémorrhagie cérébrale légère, avec aphasie transitoire? On ne trouve pas dans les auteurs d'exemples d'accès avec accidents de paralysie revêtant des apparences hémiplégiques aussi marquées. Le sulfate de quinine a paru faire merveilles : mais je me méfie, en pratique au moins, de la rigueur du fameux axiome : *Naturam morborum...*

Obs. VII. Le 2 juillet, une petite fille approchant de deux ans est portée à l'hôpital par sa mère, qui cherche son médecin habituel. L'enfant est insensible et sans mouvement, décolorée, les yeux convulsés, le pouls radial imperceptible, la respiration stertoreuse, lente et comme spasmodique. Sa mère est blanchisseuse au Bardô (ravin encaissé, au bord du Rummel, beaucoup plus bas que la ville) : elle raconte que, l'enfant étant malade depuis quelques jours, elle lui a fait prendre plusieurs doses de décoctions de têtes de pavot, ce qui la calme d'habitude. En rentrant chez elle, après deux heures d'absence, elle a trouvé la malade dans l'état où elle est encore. Je pensai que je pouvais, vu l'urgence, remplacer le confrère que l'on ne trouvait pas, et je me mis à fustiger la peau avec les mains, à la frictionner alternativement avec l'alcool camphré et une brosse rude, et à essayer de faire avaler une infusion de café. Ces moyens ne nous faisaient rien gagner, et le liquide déposé dans la bouche n'embarrassait que davantage la respiration. Dans l'idée que j'étais en présence d'accidents de narcotisme, j'injectai 2 milligrammes de sulfate d'atropine, espérant tirer parti de l'antagonisme qui existe entre la morphine et l'atropine. La pupille se dilata presque aussitôt. Mais alors, la pensée que j'avais peut-être affaire à un accès comateux survint, et ne me permit pas d'attendre davantage. J'injectai 2 décigrammes de sulfate de quinine. Cinq minutes après, le pouls était sensible, puis la respiration plus fréquente, plus facile; puis l'œil se raffermit, la chaleur revint. Une demi-heure après, la femme emportait sa fille tout à fait ranimée. J'ai su que la guérison s'était maintenue. D'ailleurs, le médecin de la famille voyait l'enfant.

Lequel des deux médicaments injectés mérite les honneurs de ce revirement subit et que, certes, je n'espérais guère moi-même ? J'ai une grande tendance à croire que ce n'est pas l'atropine.

Les cas bien caractérisés appartiendraient à la série précédente sans l'adjonction du cachet de la perniciosité qui, par le fait, n'est qu'une manière d'être, commune à des fièvres de types divers, et ne peut être la base d'une distinction nosologique légitime.

Il s'agit de quatre exemples de fièvres rémittentes accompagnées d'un très-grand déploiement de troubles gastro-hépatiques, avec des signes d'une atteinte profonde à l'innervation de la vie organique. Ils se sont présentés dans le même temps, du 30 août au 15 septembre, alors qu'un assez grand nombre de fièvres plus bénignes se montraient aussi empreintes, mais à un degré faible, des attributs de la gastricité et de la biliosité. Evidemment, une influence spéciale pesait, à cette époque, sur la pathologie fébrile et donnait à tous les cas une apparence d'uniformité. Il faut encore voir à l'origine de cette influence l'action de la saison chaude, et non pas celle de l'automne ; car le mois de septembre a été marqué par le maintien d'une haute température et de nombreux jours de sirocco. Ces fièvres avaient disparu en octobre.

Obs. VIII (152ᵉ du tableau). Guyodo, Breton, condamné militaire, trente-six ans, sept ans d'Afrique ; entré le 30 août : malade depuis cinq jours. Cet homme travaille aux terrassements du chemin de fer (à Smendou) ; pas de fièvre antérieure cette année. Début sans frissons, rémissions douteuses, chaleur intense, céphalalgie, oppression, sueurs quelquefois profuses. Le 30, à trois heures du soir, 108 pulsations, température 40 degrés. Ipéca stibié et première injection (5 décigrammes). Le 31, matin, malaise moindre : 120 pulsations, température 40°,5 ; langue sèche, nausées. Deuxième injection (5 décigrammes). Vers dix heures, perte de connaissance et état syncopal pendant une demi-heure. A trois heures, pouls petit, au-dessus de 120, peau froide, vomissements spontanés, vert foncé. Troisième injection (5 décigrammes). A huit heures du soir, vomissements suspendus, sueur froide, subdélirium. Quatrième injection (6 décigrammes), thé, sinapismes, potion éthérée et opiacée.

Le 1ᵉʳ septembre, matin, vomissements fréquents, légère teinte ictérique des conjonctives ; pouls très-petit, d'une fréquence que l'on

ne peut plus fixer avec la montre. Cinquième injection (5 décigrammes). A trois heures du soir, le médecin de garde donne 1 gramme de sulfate de quinine par la bouche. Vomissement peu de temps après.
— Le 2 septembre, vomissements chaque fois que le malade a bu : pouls assez plein, à 100. Calomel, 1 gramme; vésicatoire au creux épigastrique, glace, eau de Seltz. — Le 3 septembre, 80 pulsations, vomissements moins fréquents ; urines rares, couleur vin de Madère, n'indiquant aux réactifs ni bile ni sang. — Le 4, vomissements fréquents, peu colorés ; pouls à 80, faible ; température, 36 degrés ; intelligence embarrassée ; une selle non diarrhéique ; hoquet de temps en temps. A trois heures, vomissements, hoquet presque incessant; intelligence nette ; mouvements inquiets. — Le 5, même état. Thé, glace, potion éthérée, sinapismes, frictions. — Mort à minuit, du 5 au 6.

Autopsie, dix heures après la mort. Estomac petit, vide ; muqueuse plissée, injectée. Au duodénum, muqueuse largement colorée en jaune au pourtour du cholédoque. Foie volumineux, pesant 2400 grammes, ardoisé à la coupe; rameaux du canal hépatique colorés en jaune. Vésicule grande, pleine d'une bile demi-solide, grumeleuse, brune. Rate grosse : 760 grammes, rouge-noire à la coupe, à cassure granuleuse, friable sans diffluence. Reins volumineux, congestionnés : quelques pyramides en voie de disparition. Vessie rétractée, renfermant une cuillerée à bouche d'urine. Sang diffluent dans tous les organes, d'ailleurs sains, en dehors de ce qui a été dit.

Les reins donnent, à l'aide d'incisions multiples, un liquide sanguinolent qui, examiné en ma présence par M. Michel, aide-major, reproduit les réactions chimiques du sulfate de quinine. Sous ce rapport, l'examen du sang emprunté aux infiltrations sous-cutanées apparentes au niveau des piqûres des bras reste douteux.

Je dirai ailleurs ce qu'a révélé la dissection de la peau et du tissu cellulaire dans les régions qui avaient reçu les injections.

Cette observation est le seul cas de fièvre palustre dont la terminaison ait été funeste, cette année, dans mon service. Malgré cela, je la reproduis sans craindre qu'elle puisse nuire à la méthode des injections, par laquelle ce cas a été traité. Il est, en effet, à peu près certain que le sulfate de quinine administré en injections, plus facilement et plus sûrement qu'il ne l'eût été ici par tout autre procédé, avait fait son office et agi dans les limites de son pouvoir dès le troisième ou le quatrième jour du traitement. Le remède avait coupé-court à la continuité de l'action du principe infectieux; mais les conséquences du coup porté par cet agent, l'ébranlement du système nerveux et l'altération du sang ne pouvaient être modifiés simultanément : c'est à cette atteinte que le malade a succombé. Du reste, la présence du sulfate de quinine dans les reins après la mort, comme la chute du pouls pendant la vie, prouve que l'économie était en puissance du fébrifuge. Je serais revenu un peu plus tard à son administration; mais, au moment où je l'ai suspendu, il n'y avait rien de plus à en attendre.

Il y a lieu, toutefois, de tenir compte, vis-à-vis de l'issue de la maladie, de la provenance du sujet. C'était un homme accomplissant une peine depuis longtemps déjà, et qui n'était pas près d'en avoir fini. Quoique bien constitué et dans un bon état de musculation, il était maigre, paraissait plus vieux que son âge et, sans doute, les ressorts physiques et moraux de la vie avaient notablement souffert. En dernière analyse, il est des cas de fièvre pernicieuse qui déjouent tous les efforts de la médecine.

Les faits suivants n'ont pas été beaucoup moins sérieux que celui qu'on vient de lire : leur issue favorable contre-balance l'impression qui pourrait résulter de l'exposé du cas malheureux.

Obs. IX (154e du tableau). Bayet, du train des équipages, vingt-neuf ans, né dans le département de la Manche, six ans d'Afrique. Entré le 5 septembre; malade depuis quatre jours. Première atteinte de fièvre. L'homme était en convoi sur la route de Philippeville (Saint-Charles). Frissons au début. Rémission le matin. Vomissements spontanés, diarrhée séreuse. Le 5, au matin, il a pris un vomitif à l'infirmerie du corps. A trois heures du soir, il a 112 pulsations; température, 40°,5. Première injection de 5 décigrammes. Diète, limonade.

Le 6, matin, physionomie naturelle, air de bien-être, peau fraîche, 80 pulsations. Mais, avant la visite, il a rendu quelques gorgées de tisane, légèrement colorées en vert. Sulfate de quinine, 8 décigrammes par la bouche et potion éthérée opiacée. A trois heures, pas de vomissement depuis le matin, mais affaissement anxieux.—Le 7, matin : il y a eu des vomissements fréquents dans la nuit; ils se continuent et sont d'un vert foncé. Air de souffrance, tendance à l'assoupissement, peau froide, yeux excavés, pouls petit, à 80. Deuxième injection à 5 décigrammes, vésicatoire épigastrique, eau de Seltz, glace, éther. A trois heures, 80 pulsations; 37 degrés; peau froide, un peu livide; réponses justes, mais pénibles; les vomissements se répètent presque toutes les demi-heures; urines rares, de couleur normale. Troisième injection (5 décigrammes). Deux vomissements dans la nuit.—Le 8, matin, souffrance moindre, 90 pulsations; pouls petit, vibrant; température, 38 degrés; langue sèche, rouge à la pointe; pas de sueur. Quatrième injection (5 décigrammes). A trois heures, abattement, somnolence, vomissements verts. A sept heures du soir, deux vomissements depuis trois heures. Cinquième injection (6 décigrammes). La nuit, vomissements environ toutes les heures. Pas de selles depuis quarante-huit heures.

Le 9, matin, 72 pulsations, peau froide, pouls moyen, température, 35 degrés; langue blanche en avant, noire à la base; coloration jaune des conjonctives ; abattement, intelligence nette. Lavement, sulfate de soude, 20 grammes.

Le 10, vomissements toute la nuit, pouls à 80; température, 35°,5 ; langue humide, froide; urines rares; pas de selles; respiration lente, une profonde inspiration de temps en temps. Sixième injection, à 1 gramme ; bain tiède. Vomissements moins fréquents dans la journée. A trois heures, 90 pulsations. — Le 11, 80 pulsations, température, 36 degrés ; plusieurs vomissements, la nuit, moins chargés de vert; deux selles liquides, jaunâtres; langue nette; somnolence. Peau froide et sèche ; les conjonctives redeviennent blanches. — Le 12, sommeil dans la nuit, 80 pulsations, 36 degrés ; pas de vomissements depuis vingt-quatre heures ; une selle normale; conjonctives normales. Bien-être, mais inappétence. — Le 13, 80 pulsations ; température, 36 degrés; coliques la nuit, sans selles; peau fraîche; faiblesse. — Le 14, 96 pulsations, 36 degrés. Bon état; un peu d'appétit. — Le 15, 80 pulsations, 36 degrés. — Le 16, 76 pulsations. Aliments; reconstituants. Rétablissement progressif, sans retour à la médication spécifique. Rien aux piqûres.

Congé de convalescence. Sorti le 30 septembre.

Obs. X (155° du tableau). Lapaix, cultivateur européen, quarante-neuf ans, trente ans d'Afrique. Entré le 11 septembre. Très-débilité, malade depuis quatre jours. Frissons au début et tous les jours dans la matinée; rémissions le soir; vomissements spontanés. — Le 11, à trois heures du soir, ipéca stibié. — Le 12, matin, 100 pulsations, température 39 degrés ; le malade frissonne. Langue brune, sèche. Première injection (6 décigrammes). Subdélirium dans la journée, vomissements jaunes. A trois heures, pouls faible, à 120. Deuxième injection (5 décigrammes). A sept heures du soir, pouls très-petit, au-dessus de 120; peau sèche, chaude ; abattement, subdélirium. Troisième injection (5 décigrammes). — Le 13, matin, pouls faible, à 76; température 35°,5. Abattement profond, langue humide, blanche, céphalalgie, connaissance entière; conjonctives jaunes. A trois heures du soir, pouls presque insensible; langue nette ; vomissements moins jaunes, plus aqueux, mais encore fréquents. Céphalalgie, intelligence nette. Quatrième injection (6 décigrammes). Vésicatoire épigastrique, bain tiède. La nuit, subdélirium. — Le 14, matin, pas de vomissement, langue sèche, froide; peau froide, moite; pouls très-petit, à 76; température, 35 degrés. Le malade se trouve mieux. — Le 15, bon état, sauf la faiblesse. Inappétence. Pouls très-faible, sans fréquence. — Amélioration lentement progressive. Reconstituants. Les deux bras sont douloureux et présentent de l'induration : eschare de la grandeur d'une lentille au bras gauche. — De temps à autre, il y a un petit accès fébrile qu'il faut encore traiter par les injections, car la solution, même éthérée, de sulfate de quinine, provoque chez le malade des angoisses extrêmes et des vomissements des plus pénibles. Cet homme est encore dans mes salles, à la fin d'octobre, en considération de sa faiblesse, bien qu'il ait demandé sa sortie.

Les autres observations ressemblent assez aux deux que l'on vient de lire, pour que je me dispense de les rapporter.

Ainsi, l'administration hypodermique du sulfate de quinine a été soumise à la rude épreuve des accidents pernicieux, et en est sortie victorieuse au point de vue de la curation qui, jusqu'ici, nous a occupé exclusivement.

Les six observations qui manquent au total annoncé (156) se rapportent à des névralgies intermittentes ou à des fièvres typhoïdes ou à une fièvre symptomatique d'une lésion locale. Quant il s'est agi de névralgies, le sulfate de quinine en injections a réussi comme il l'eût fait par la bouche : dans les cas de fièvres non palustres, son inefficacité a servi de moyen de diagnostic. Il faut dire, toutefois, qu'il est rarement sans déterminer alors un certain degré d'hyposthénisation du pouls et de la chaleur, plus ou moins durable.

En résumé, le sulfate de quinine administré par la méthode hypodermique guérit bien et sûrement les accidents *primitifs* de l'intoxication palustre.

II

Quels sont les avantages de l'administration du sulfate de quinine en injections hypodermiques ? Quels en sont les inconvénients ? Peut-on généraliser cette méthode ? Dans quelles limites est-elle aujourd'hui applicable à la thérapeutique usuelle des fièvres ?

A. Un avantage de l'administration hypodermique du sulfate de quinine, qui ne devrait pas nous frapper s'il ne s'agissait de ce médicament, c'est l'économie du précieux fébrifuge.

Les auteurs que j'ai cités en commençant ce travail estiment que les doses hypodermiques agissent comme des doses quatre et cinq fois plus considérables données par la bouche. En opérant, au début de mes essais, d'après ces données, j'éprouvais, comme on l'a vu, certaines difficultés à atteindre le but, et cependant je n'avais affaire qu'à des fièvres bénignes, souvent susceptibles de s'éteindre d'elles-mêmes.

Il est probable que les doses faibles ont été la cause des reproches adressés à la certitude et à la durée des effets des doses hypodermiques par les Allemands et que reproduit le professeur Winter dans les *Schmidt's Jahrbücher* pour 1865 (¹). Peut-être s'arrêtait-on à des doses de quelques centigrammes, moins dans un but d'écono-

---

(¹) Lasègue, *loc. cit.*

mie que par la persuasion dans laquelle on était que le tissu cellulaire ne pouvait admettre que quelques gouttes de liquide. M. Dodeuil a déjà, sous ce rapport, franchi les barrières de la tradition en injectant plusieurs centimètres cubes par une seule piqûre. Je suis allé plus loin encore, sinon impunément, du moins avec certains avantages au point de vue de l'effet curatif.

Sans mettre aucunement en doute la bonne foi des médecins qui ont guéri avec des doses très-faibles, il est permis de soupçonner ces fièvres traitées par des injections de 5 à 10 centigrammes de n'avoir été que des cas bénins, capables de s'épuiser d'eux-mêmes par le changement de milieu, et sur lesquels des doses de 2 ou 3 décigrammes par la bouche auraient agi victorieusement. Il est certain qu'en France et même en Algérie, pour les cas moyens, on donne généralement trop de sulfate de quinine : ce n'est point un mal au point de vue humanitaire; mais c'est une pratique mauvaise pour servir de terme de comparaison.

J'ai élevé mes doses hypodermiques, d'abord parce que la réduction au cinquième ou au quart me paraissait constituer une infériorité pour l'efficacité du procédé. Je les ai élevées ensuite, parce que les fièvres d'été demandaient une quantité absolue de fébrifuge plus considérable, et que, vis-à-vis d'elles, le manque d'équivalence entre les doses injectées et celles qu'on aurait données autrement devait s'accroître en importance en raison de la gravité des cas. Il est clair que le cinquième d'une dose forte est plus grand que le cinquième d'une dose faible : le défaut de ce cinquième serait donc plus fâcheux dans un cas grave réclamant une haute dose que dans un cas simple qui admettrait des doses inférieures. Choisissant, d'ailleurs, pour les traiter hypodermiquement, les formes les plus accentuées, je devais plutôt m'exposer à dépasser les limites que de compromettre et la vie des malades et le procédé thérapeutique.

C'est ainsi que je suis arrivé à injecter, à chaque opération, 3 ou 4 décigrammes pour les cas bénins, mais pourtant bien caractérisés, 5 et 6 décigrammes pour les formes d'apparence inquiétante. Dans quelques circonstances fort rares, j'ai fait des injections de 8 décigrammes et même de 1 gramme : je suis disposé à croire que l'on pourra toujours se dispenser d'aller jusque-là et que l'on aura fait tout ce qu'il faut en pratiquant, dans un même jour, deux injections de 5 décigrammes chacune, même dans les circonstances les plus pressantes.

En comptant trois injections pour les cas ordinaires, c'est une dépense de 9 à 12 décigrammes pour tout le traitement. Pour les

cas graves, ce sera 15 à 18 décigrammes et, si l'on va à quatre
injections, 2 grammes à 2 grammes 1/2. Le malade de l'observation XI a reçu, en injections, 3 grammes 1/2; celui de l'observation XII, pour l'atteinte primitive, 2 grammes et 6 décigrammes.
Mais ce sont des cas extrêmes. Dans le cas de l'observation IV, il a
été dépensé $3^{gr},8$, mais j'ai été entraîné, par défaut d'assurance,
à faire durer la médication spécifique au delà du temps nécessaire.
On conçoit que, dans une question de vie ou de mort, j'aie cherché
à mettre ma conscience à l'abri en me rapprochant le plus possible
de la quantité absolue de fébrifuge que l'on regarde comme indispensable dans des cas pareils, lorsqu'on dispose seulement de toute
autre voie d'absorption que le tissu cellulaire.

Je viens de prononcer le mot de *quantité absolue* indispensable.
Ce chiffre existe, en effet, quoique impossible à déterminer et variable pour tous les cas. Il y a une grande différence entre l'effet
physiologique d'un médicament et son action thérapeutique. Quand
on injecte du sulfate de quinine, le premier effet, que l'on peut
appeler le *quinisme*, se produit dans un temps que l'on peut compter
par minutes et à un degré généralement en raison directe de la
dose injectée, exactement comme le *narcotisme* après une injection de morphine. Mais la guérison de la fièvre n'est pas l'effet
immédiat du sulfate de quinine : elle se rattache au quinisme par
des liens inconnus, moins étroits, sans doute, que ceux qui lient
la cessation des douleurs au narcotisme, encore que la guérison des
névralgies soit loin de marcher aussi vite que l'action de la morphine injectée. C'est pour cela que l'on attend encore la chute de
la fièvre quand depuis longtemps il passe du sulfate de quinine avec
les urines.

Néanmoins, si l'on en juge par la pratique des médecins d'Algérie, nos doses hypodermiques, même dans les cas très-graves, sont
des doses faibles. Cela prouve peut-être que la quantité absolue de
sel nécessaire est moins considérable qu'on ne le croit généralement.
L'avantage de la méthode hypodermique tient surtout à ce que l'on
peut compter sur l'action de toute la dose et dans un temps assez
court. Cet avantage grandit dans des proportions sans limites, lorsque,
ne disposant pas des moyens de s'adresser au tissu cellulaire, on
fait des tentatives sur l'estomac, qui rejette un instant après la
meilleure partie de la dose administrée en solution ou garde intactes
les pilules, ou qu'on prend la voie infidèle du rectum, ou les procédés encore plus illusoires de la méthode d'applications endermi-
ques. Dans ces conditions, les exigences de la sécurité du médecin

n'ont pas de bornes, et les doses de sulfate de quinine ne se comptent plus par décigrammes, mais par grammes : à tout prix, il faut que l'on ait des chances qu'il en soit resté quelque peu dans l'économie du malade. Que cette quantité fixée par tant d'efforts soit absorbée et produise un effet utile, c'est encore une autre question. En ceci consiste la certitude des économies à faire à l'aide de la méthode hypodermique : ce qui est administré est absorbé. Il faut donner des doses sérieuses, mais on peut compter sur leur utilisation entière. A moins, peut-être, que certains états de l'économie ne paralysent jusqu'à l'absorption interstitielle, comme serait l'état des phénomènes organiques dans les fièvres algides. Mais alors quel moyen d'absorption pourrait-on trouver ?

Somme toute, d'après les deux derniers tiers de mes observations, je pense que la dose hypodermique peut être une fraction de celles qu'on adresserait à l'estomac, fraction qui serait entre la moitié et le tiers de la quotité de la dose stomacale supposée gardée.

En tenant compte, en pratique, des circonstances qui peuvent gêner ou empêcher l'administration du sulfate de quinine par la bouche, l'économie du sel fébrifuge pour l'ensemble des cas d'une année, en Algérie, en supposant la méthode hypodermique généralisée, serait au moins des deux tiers de la consommation, 66 pour 100.

Ces résultats sembleront encore assez beaux : c'est quelque chose de pouvoir traiter deux malades pour un et quelquefois trois. Il suffit de 200 à 250 malades pour consommer 1 kilogramme de sulfate de quinine, représentant une somme de 280 à 300 francs pour les hôpitaux. Il est facile de voir si cela vaut la peine de chercher à réduire cette somme à la moitié ou même au tiers, pourvu qu'il soit certain que le malade n'y perd rien. En dehors de l'hôpital, il y a des gens qui doivent acheter le sulfate prescrit par le médecin : les pharmaciens d'Algérie le font payer depuis 1 franc jusqu'à 3 francs le gramme, selon l'éloignement des grands centres. Nul doute que la réduction au tiers de la dépense serait bienvenue chez nos colons et les déterminerait à se soigner plus qu'ils ne font.

Le sulfate de quinine par la méthode hypodermique peut être administré à tout moment, sans précaution aucune, sans aide et sans grand appareil. L'état des premières voies, le besoin de modifier les fonctions gastro-hépatiques, ne sont pas des obstacles ni des raisons de différer l'emploi du fébrifuge. Les voies digestives n'étant pas occupées par celui-ci, on peut agir sur elles selon les indications spéciales qu'elles expriment, donner un vomitif, un purgatif, sans s'abstenir, pour cela, de faire absorber tout d'abord le spécifique par le tissu cellulaire. Pas d'incertitude, d'un côté; pas de temps perdu, de l'autre. On ne croit plus, Dieu merci, comme au bon temps de l'humorisme, que le quinquina donné de trop bonne heure « arrêterait tout à coup le mouvement de fermentation par où le sang cherche à se dépurer (¹). » Un homme souffre, c'est toujours mauvais. Les médecins d'Algérie se hâtent d'intervenir, parce qu'ils savent les chances terribles qu'ils courraient en laissant faire, surtout quand il s'agit de ces fièvres d'été où le mouvement de fermentation ne manque certes pas, mais qui pourraient avoir si vite une issue fatale, ainsi que cela est arrivé quelquefois, lorsque des praticiens, prenant ces formes pour la fièvre typhoïde, négligeaient de diriger contre elles le sulfate de quinine.

Étant donné un fébricitant dans les conditions de circulation et de calorification que nous avons indiquées à l'occasion de notre troisième série, qui a un pouls à 100 ou au-dessus, une température de 40 à 41 degrés centigrades sous l'aisselle, chez qui la saburre de la langue, les nausées ou même les vomissements spontanés accusent la gastricité propre aux *fièvres chaudes*, le médecin fait administrer sous ses yeux le paquet vomitif et pratique lui-même, sans désemparer, une injection qu'il viendra répéter sept à huit heures plus tard. Le voilà dispensé de s'en rapporter au courage et à la bonne foi du malade, au zèle et à la mémoire d'un infirmier qu'il faudrait charger d'administrer le sel quinique lorsque les vomissements auront cessé, en s'assurant que la potion fébrifuge est acceptée et tolérée par l'estomac. Et si un vomissement avait lieu une heure après l'ingestion stomacale du sulfate de quinine, comment savoir si les matières vomies renferment du sulfate et en quelle proportion? Dans les cas de vomissements incoercibles et fréquents, comme les observations X, XI et XII en offrent des exemples, la méthode des injections est d'une simplicité et d'une sécurité merveilleuses. En pareil cas, M. Vital conseille le bain froid, qui arrête les vomissements assez longtemps pour que l'on puisse adresser le sulfate de quinine à l'estomac : c'est un moyen héroïque; mais l'injection est plus rapide et plus facile. Elle rendrait, évidemment, de grands services dans les fièvres bilieuses qu'observent les médecins de marine aux Antilles, à Madagascar, au Sénégal.

Un certain nombre de formes graves, pernicieuses souvent, paralysent ou convulsent les muscles qui concourent à la déglutition,

---

(¹) Sydenham, *Médecine pratique*; trad. par A.-F. Jault.

sans parler de la disposition de l'estomac à ne pas absorber. C'est alors qu'il faut se livrer aux manœuvres de la sonde œsophagienne, recourir au lavement quininé, moyen infidèle même quand il est gardé, aux frictions, aux cataplasmes, à l'application endermique à la surface d'un vésicatoire. Toutes tentatives pénibles, toutes plus ou moins illusoires. Combien est supérieure la méthode simple et sûre des injections sous-cutanées ! Non pas qu'elle puisse et doive guérir toujours; il y a, malheureusement, des atteintes fatales. Mais, du moins, le médecin a usé de ses armes, qui auraient été bonnes, si l'ennemi n'avait eu les devants.

Je ne mentionne que pour mémoire certains autres avantages d'importance secondaire. L'injection épargne au malade l'horrible et tenace saveur du sulfate de quinine administré en solution, la meilleure manière, à coup sûr, de le prendre par la bouche. Bon nombre de mes malades m'ont témoigné leur satisfaction, à cet égard, et quelques-uns ont demandé spontanément l'administration hypodermique pour ce seul motif; des hommes, cependant, et des soldats d'Afrique. Les tintements d'oreilles, la surdité, la céphalalgie sont moins intenses après les injections qu'après l'ingestion par la bouche; en raison de la réduction des doses d'abord, et probablement, ensuite, par l'absence d'action directe sur l'estomac. Mais il y a là une question de phénomènes sympathiques ou réflexes que je ne veux pas aborder. Enfin, les injections m'ont servi à éluder les supercheries niaises ou intéressées de quelques malades qui se seraient évertués à ne pas prendre le remède, soit parce que la fièvre pouvait les mener à un congé de convalescence, soit parce qu'ils nourrissaient contre la quinine le préjugé assez répandu qu'elle fait enfler la rate.

B. Les inconvénients de la méthode hypodermique sont, malheureusement, fort sérieux. Cependant, il ne faut pas les grossir.

Tout d'abord, elle doit être relevée de l'accusation de ne pas assurer la guérison. Pratiquée comme je l'entends, elle guérit comme les autres procédés qui sont bons, pas mieux, mais pas moins. Autre chose est de *couper* la fièvre, autre chose de *guérir l'intoxication* palustre, dont la récidivité dans ses manifestations est un des premiers caractères nosologiques. Sydenham, dont les observations valent beaucoup mieux que les théories; Nepple, qui conseilla l'administration du fébrifuge par septénaires; M. Trousseau, qui perfectionna la méthode sydenhamienne; M. Dutroulau, les médecins de Rome et d'Algérie, ont tous pensé que le traitement n'agit que sur les manifestations actuelles, et que la constante préoccupation du médecin devait être de prévoir les récidives et d'y pourvoir. « Si j'étais aussi certain, dit Sydenham avec un peu de découragement, de la durée des bons effets du quinquina que je suis sûr que c'est un remède innocent, je le proclamerais le premier de tous les remèdes. »

Je trouve, en relevant mes observations, 30 récidives à l'hôpital même, traitées avant la sortie des malades, et 18 récidives, dont 2 pour un même malade, ayant nécessité la rentrée de sujets déjà traités. Ensemble, ces hommes ont passé au dehors, avant de me revenir, 182 jours, soit 10 jours environ par malade : si l'on suppose que pour chacun, en moyenne, la maladie était déjà reparue depuis trois jours, on aura la récidive classique au bout d'un septénaire. Mais, dans le fait, les individus traités ne sortaient qu'assez longtemps après la cessation des accès à l'hôpital et quelques-uns étaient repris dès le lendemain de leur sortie.

Il est bon de noter que, dans notre hôpital, les malades entrés une seconde fois sont, autant que possible, replacés dans la division qui les avait reçus d'abord. Quelques-uns, qui ont ou se figurent avoir intérêt à changer de médecin, éludent cette mesure au bureau des entrées. Les corps de la garnison changent peu : cependant, il y a eu, dans l'année, un remplacement d'un régiment de ligne par un autre numéro. Bon nombre de malades militaires sont envoyés en congé de convalescence à la fin du traitement, et, par conséquent, on ignore pendant quatre mois ou plus les accidents qu'ils peuvent éprouver. On appréciera, dans ces conditions, les chiffres qui viennent d'être énoncés.

Il me semble bien, toutefois, que si les choses ont changé dans les allures de nos fièvres depuis l'intervention de la méthode hypodermique, ce n'est point un mal. Je lis ce témoignage sur les choses d'autrefois dans un travail d'un honorable confrère, notre devancier : « Lorsque nous étions chargé du service médical du 3e régiment de chasseurs d'Afrique, caserné au Bardô, sous Constantine, nous observions tous les jours des malades ayant des accès très-intenses. On les montait à l'hôpital, en ville : les accès ne les y reprenaient pas. *Aussitôt qu'ils étaient rentrés au quartier, la fièvre revenait aussi forte qu'auparavant* (1). »

J'aurais voulu pouvoir dire si le traitement par les injections influe notablement sur la durée moyenne du séjour à l'hôpital. Voici

---

(1) Cocud, *Des complications de la diathèse palud.* (*Recueil de mém. de médecine milit.*, t. XVII, 3e série, p. 4, 1866).

ce que j'ai pu faire dans ce sens. En défalquant de mon total d'observations le cas de fièvre quarte rebelle à tous les traitements, et quelques autres qui ont trait à des malades retenus à l'hôpital pour une affection chronique à laquelle la fièvre n'était que surajoutée, on trouve une moyenne de traitement de vingt jours par individu. En soi, ce chiffre n'est pas exagéré : il excède, il est vrai, de quatre jours celui qui exprime la durée du séjour des sujets traités par les procédés ordinaires, dans mon service. Mais j'ai déjà dit que la méthode hypodermique avait été appliquée aux cas les plus sérieux. D'ailleurs, ce n'est point la fièvre elle-même qui retient longtemps les hommes dans nos salles, mais bien les conséquences générales de la fièvre, la faiblesse, l'anémie, l'imminence de cachexie palustre, la crainte de replacer trop tôt dans le milieu qui lui a été funeste un soldat à qui l'obéissance militaire ne permet pas de se garer.

Ainsi, l'efficacité de l'administration hypodermique du sulfate de quinine peut être regardée comme ayant la même portée immédiate ou consécutive que celle du même agent introduit dans l'économie par les meilleurs procédés.

Les inconvénients de la méthode sont les *accidents locaux :* je ne lui en connais pas d'autres; mais ils sont sérieux et pourraient être graves. Il importe de ne pas les dissimuler ni les atténuer.

C'est le lieu de faire connaître les particularités matérielles, en quelque sorte, de l'emploi des injections sous-cutanées dans cette série de recherches.

1. L'*instrument* qui m'a servi est la seringue graduée de Luër, modification avantageuse de celle de Pravaz, mais appareil beaucoup trop cher (25 francs) et de trop peu de capacité pour les injections de sulfate de quinine. Je me suis assuré que ma seringue mesurait 1 centimètre cube et un fort dixième. J'ai l'habitude de négliger ce dixième pour compenser la perte de quelques gouttes de solution qui a toujours lieu dans la pratique du procédé, et de compter autant de centimètres cubes que j'ai poussé de fois le contenu de l'instrument. La seringue, séparée de l'aiguille-trocart, se charge par aspiration : on la monte sur sa canule, on graisse légèrement la pointe de l'aiguille à laquelle l'usage a vite enlevé son poli et l'on pique la peau à l'endroit jugé convenable.

2. J'ai toujours tâché de faire l'opération, autant que possible, d'une façon sous-cutanée : c'est peut-être une précaution inutile, car ce qu'on introduit sous la peau est autrement offensif que l'air atmosphérique; mais je ne voulais rien négliger. Un pli de la peau étant soulevée avec deux doigts de la main gauche, la main droite

enfonce le trocart surmonté de la seringue pleine à la base de ce pli, à la profondeur d'un centimètre à un centimètre et demi ; puis la main gauche abandonne la peau pendant que la droite maintient l'instrument. On se rend facilement compte du passage de la pointe au delà des couches profondes de la peau, par le sentiment de la résistance vaincue et par la stabilité de l'aiguille à l'endroit où on l'a implantée. Dans les régions où la peau est épaisse, on fera bien d'aller à une profondeur de deux centimètres. Le piston est abaissé d'un seul trait, sans brusquerie ; je l'arrête un peu avant la fin de sa course, si je m'aperçois qu'une bulle d'air surnage le liquide contenu dans le tube en verre de la seringue. Un premier centimètre cube est injecté. S'il y a lieu d'en pousser un deuxième, un troisième, ce qui est le cas habituel, je démonte le corps de la seringue en laissant l'aiguille en place, je remplis à nouveau l'instrument, je le réunis à l'aiguille, et une nouvelle dose centimétrique est envoyée par la même piqûre. Quelle qu'ait été la dose de l'injection, j'ai évité de faire plusieurs piqûres pour une seule opération : on fatiguerait le malade, on multiplierait les points douloureux sur son corps, sans le mettre sûrement à l'abri des accidents locaux qui ne tiennent pas uniquement à la masse de liquide injecté.

La quantité prescrite étant introduite, on retire l'instrument dans la direction qu'il a naturellement prise, et l'on appuie, de la pulpe d'un doigt, sur l'orifice de la piqûre, en l'écartant même un peu de ses rapports tégumentaires normaux.

3. Après des tâtonnements, je me suis arrêté, comme *lieu d'élection*, à la face postéro-externe du tiers moyen du bras. Une région où la peau est mince favorise la production des eschares ; là où le tissu cellulaire est trop serré, les injections copieuses sont difficiles et les décollements graves ; là où il est trop lâche, ces mêmes décollements sont faciles et étendus ; dans les régions très-vasculaires de la peau, on peut être incommodé par une petite hémorrhagie ou un épanchement sanguin dans le foyer de l'injection, ce qui est plus fâcheux. J'ai renoncé au membre inférieur, parce que le malade se promène dès qu'il n'a plus la fièvre et irrite la partie intéressée ; le bras, du reste, est plus aisé à découvrir et se repose, à l'hôpital. Il vaut mieux, aussi, user du bras gauche que du bras droit.

4. Le point capital, en tout ceci, c'est la préparation de la solution de sulfate de quinine à injecter.

On a dissous le sulfate de commerce, dit autrefois sulfate neutre, dans l'eau de Rabel (Pihan-Dufeillay), et l'on a eu quelques accidents locaux qui peuvent être, jusqu'à un certain point, mis au compte de l'alcool. On a conseillé d'acidifier ce même sulfate par l'acide tartrique, pour le rendre soluble (Dodeuil). M. Palanque, pharmacien en chef de notre hôpital, s'est efforcé, avec une entière bonne grâce, de me préparer une solution selon les indications données dans ce sens, et n'a pu réussir, même avec parties égales d'acide tartrique et de sulfate de quinine, à me donner autre chose que des solutions (au dixième) très-imparfaites et produisant des eschares. M. A. Vée (¹) propose le sulfate acide de quinine, soluble dans 10 à 12 parties d'eau : il me semble que cela revient à dissoudre dans 10 à 12 parties d'eau du sulfate neutre, à l'aide de la quantité d'acide sulfurique strictement nécessaire pour le rendre soluble dans cette quantité d'eau.

La solution à injecter doit être très-concentrée, parfaitement limpide, sans action chimique sur les tissus. Cet idéal de préparation n'a pas encore été atteint et ne le sera probablement jamais.

Elle doit être *très-concentrée*. L'introduction d'un liquide, même inerte, sous la peau, est nécessairement un traumatisme, un décollement, une déchirure des mailles du tissu cellulaire et de quelques vaisseaux capillaires. De l'eau distillée, injectée en quantité notable sous la peau, ne serait nullement inoffensive. J'en ai cherché la preuve aussi rapprochée que possible en traitant des névralgies par des injections morphinées à un haut degré de dilution, telles qu'il fallait injecter un centimètre cube de la liqueur pour un milligramme de sel de morphine. L'arrivée de l'injection était douloureuse, et sur douze malades ayant reçu trois à quatre injections de 5 à 10 centimètres cubes de cette solution inoffensive, deux présentèrent un abcès. Il est donc certain que le traumatisme sous-cutané est en raison directe de la masse de liquide introduit; un centimètre cube sous la peau est déjà chose fort anormale pour le tissu cellulaire. Par conséquent, l'innocuité locale des injections de sulfate de quinine dépend essentiellement de la réduction de la quantité de véhicule qui apportera à l'absorption interstitielle la dose convenable du fébrifuge.

La liqueur doit être *limpide*. Si elle ne l'est pas, c'est qu'elle tient en suspension des corps étrangers, ou, ce qui est bien plus fâcheux, du sulfate de quinine non dissous. M. Briquet et M. Trousseau (²)

(¹) A. Vée, *Sur la préparation des dissolutions de sulfate de quinine destinées aux injections sous-cutanées* (*Bulletin de Thérapeutique*, t. LXIX, p. 177).

(²) Trousseau, *Clinique*, t. III, p. 447.

ont prouvé que le sulfate de quinine pulvérulent appliqué sur les tissus dénudés est un véritable caustique. Le professeur Scarenzio, de Pavie, a eu l'idée assez singulière [1] de traiter la vérole par des injections de calomel en suspension dans la glycérine : l'effet topique fut constamment un abcès. Nul doute que le calomel n'ait agi localement comme corps étranger bien plus qu'en devenant bichlorure. Nos solutions troubles, à l'acide tartrique, donnaient lieu à des indurations et surtout à des eschares : pourtant, à cette époque, les doses injectées n'étaient que de 1 à 2 décigrammes. Un jour, par la négligence d'un aide, on me remit une solution renfermant quelque peu de sel en suspension ; je m'en servis sans y prendre garde. Le lendemain, ce fut comme une catastrophe : tous mes malades de la veille me montraient leurs bras douloureux, gonflés, rouges et quelquefois marqués déjà d'une eschare.

La solution doit être *chimiquement indifférente* à l'égard des tissus, et, en particulier, ne pas coaguler l'albumine. C'est un point difficile à obtenir, quand on songe que les dissolvants du sulfate de quinine sont l'alcool et l'acide sulfurique. Cependant, on se rapproche de cette condition si l'on arrive à obtenir une solution ne renfermant que l'acide sulfurique nécessaire pour convertir le sulfate du commerce (neutre ou bibasique) en sulfate acide. C'est à ce résultat que j'ai visé à partir de la fin du premier tiers de mes essais.

On peut dissoudre directement le sel neutre dans dix parties d'eau, en ajoutant trois fortes gouttes d'acide sulfurique par gramme de sulfate de quinine ; mais alors il est bon de n'opérer que sur de petites quantités à la fois, 5 grammes tout au plus. Les besoins quotidiens m'engageant à avoir une provision plus grande, j'ai utilisé une ressource que me présentaient les approvisionnements militaires. Les corps de troupes disposent d'une solution quinique au vingtième, que les pharmaciens des hôpitaux préparent aussi, parce qu'elle est commode pour conserver sous un petit volume de grandes quantités de sulfate prêt à être administré. Elle est ainsi constituée :

Sulfate (neutre) de quinine.............	100	
Acide sulfurique à 66 degrés............	20	en poids.
Eau...................................	1980	

Elle renferme 5 centigrammes de sel par centimètre cube ; elle

---

[1] Lasègue, *loc. cit.*, p. 86.

pourrait donc servir à des injections de faibles doses, comme 1
et 2 décigrammes. Je l'ai même utilisée quelquefois. Il faut y
renoncer quand on a besoin d'introduire sous la peau 5 à 6 décigrammes; mais elle est commode pour préparer une dissolution
au dixième. Je prends 100 grammes de la liqueur au vingtième,
que je verse peu à peu sur 5 grammes de sulfate en poudre, dans
un mortier de verre, en manœuvrant le pilon pour faire une
bouillie sans grumeaux. J'ajoute goutte à goutte de l'acide sulfurique, et, si l'opération est bien conduite, la dissolution est parfaite
lorsque j'ai ajouté 15 à 18 gouttes d'acide. Il est néanmoins essentiel de filtrer la liqueur obtenue, parce que quelques grains échap-
pent à la dissolution : le déchet qui en résulte pour le titre de la
solution est insignifiant auprès des inconvénients qu'aurait l'injection de ces particules solides.

La réaction de cette liqueur sur le papier tournesol est un peu
plus vive que le rouge vineux. Son acidité se perçoit à peine à la
langue. Chaque centimètre cube correspond à 1 décigramme de
sel ; par conséquent, les quantités injectées se dosent toutes seules,
puisque l'on peut admettre que la seringue envoie à chaque fois
1 centimètre cube de liquide.

Si cette liqueur a une action chimique sur les tissus, je suis tout
à fait convaincu qu'il n'y a pas lieu de s'en préoccuper. La grande
cause d'irritation, c'est que 4 ou 5 centimètres cubes d'un liquide
aussi étranger à nos tissus que celui-là ne pourront jamais être
introduits impunément, à haute pression, dans la trame délicate,
friable, des couches celluleuses. Le fait du traumatisme est autrement considérable que celui de l'action chimique, et malheureusement plus fatal.

Voici, au surplus, ce qui se passe à la suite des injections et le
bilan des accidents locaux qui sont survenus dans ma pratique de
la méthode.

On peut compter pour rien la sensation produite par le passage
de l'aiguille dans le tégument. Les enfants s'enfoncent dans la
peau, par manière de jeu, des épingles beaucoup moins acérées. La
douleur déterminée par l'arrivée du liquide est une cuisson des plus
pénibles et que certains malades accusent énergiquement. L'auteur
de ce travail et M. le docteur Jeanmaire, un de ses aides, se sont
soumis à l'épreuve d'une injection de sulfate de quinine et se sont
convaincus qu'elle n'exigeait pas un courage excessif. La peau se
refroidit au niveau du foyer de l'injection et devient rapidement
insensible. Il y a quelquefois une très-légère hémorrhagie, qui ne

commence que deux ou trois minutes après qu'on a retiré la seringue. Il est probable que ce sang ne provient généralement pas
des désordres causés par l'aiguille, mais bien de la rupture de
quelques capillaires à la suite de la distension du tissu cellulaire,
occasionnée par la masse liquide. Lorsque les choses se passent
bien, la peau rougit un peu quelques heures après l'injection,
s'échauffe, se tuméfie notablement; mais sans causer autre chose
qu'un sentiment de raideur, un peu d'anesthésie locale pendant
quelques jours ; puis, tout rentre dans l'ordre. La tuméfaction et
la rougeur peuvent même s'étendre à 12 ou 15 centimètres autour
de la piqûre sans qu'il y ait de conséquences ultérieures regret-
tables. La diffusion de cette réaction locale est même une des circonstances les moins inquiétantes. Cependant, il peut arriver que
ces accidents aillent jusqu'à empêcher le patient de dormir pendant
toute une nuit.

Quand il y a une eschare, elle se manifeste au bout de sept à
huit heures, sous forme d'une petite plaque jaune pâle, entourée
d'un cercle violet, comme ecchymotique. La partie est douloureuse, sans tuméfaction considérable. L'eschare, qui ne dépasse
jamais la grandeur d'une pièce de 20 centimes, tombe tardive-
ment, soit sèche, soit molle, et quelquefois sans laisser de surface
ulcérée.

D'autres fois, la tuméfaction, plus limitée, forme un relief rouge,
persistant ; à ce niveau la peau reste chaude. La douleur, d'abord
assez vive, disparaît et fait place à une insensibilité locale très-complète. On constate un épaississement dur de la peau, quelquefois
avec des bossclures reconnaissables au toucher. Tantôt, cette induration persiste sans modifications, pour disparaître au bout d'un
temps assez long ; tantôt elle se résout en un abcès. A ce moment,
il n'y a pas plus de douleur locale que les jours précédents, et
quand on ponctionne l'abcès, le malade est étonné de n'avoir rien
ressenti.

Ces abcès sont d'ordinaire très-superficiels, très-fluctuants ; rarement ils contiennent du pus phlegmoneux ; plus souvent il en sort
un liquide très-ténu, jaunâtre, un peu filant, dans lequel nagent
des grumeaux de pus. Je l'ai vu fortement mêlé de sang et laissant
voir des parcelles de matière noire, débris d'un caillot ou, peut-
être, de tissu cellulaire mortifié. J'ai recherché à trois reprises, avec
le concours de M. Michel, aide-major, le sulfate de quinine dans le
liquide des abcès ; le réactif employé, iodure de potassium ioduré,
ne nous donna jamais que des résultats fort obscurs. J'en conclus

que le sulfate ne s'y trouve pas en quantité notable. Autour du foyer, on retrouve des bosselures. Il y a une très-grande tendance au décollement des parois du foyer ; aussi faut-il les inciser largement. Il y a ceci de remarquable, que plusieurs abcès sont survenus à une même époque ; que quelques malades en ont eu deux, trois, et même quatre. Y aurait-il une prédisposition ? L'influence des constitutions médicales serait-elle pour quelque chose en ceci ? Les sujets à abcès étaient en général ceux qui arrivaient à l'hopital le plus débilités, ayant les chairs flasques et présentant assez souvent les attributs du lymphatisme. Les indigènes en avaient moins que les Européens.

Dans les observations qui servent de base à ce mémoire, j'ai relevé vingt et un cas d'indurations consécutives aux piqûres, quatre d'eschares et quinze d'abcès. Ces derniers accidents ne sont pas toujours survenus sous mes yeux ; mais j'ai dû à l'obligeance de mes amis et collègues de la chirurgie d'être prévenu par eux quand un abcès, suite d'injections, amenait dans leur service un homme sorti du mien depuis quelque temps. J'ai toujours soigneusement vérifié l'état des bras de mes malades lorsqu'ils me quittaient. Je ne retardais leur sortie qu'en cas d'abcès ou d'induration considérable. Le retour à l'hôpital de quelques-uns d'entre eux pour cause d'abcès prouve qu'un certain nombre de ceux que je laissais aller avec une induration indolente, ont pu avoir aussi ultérieurement un abcès dont je n'ai rien su, soit que l'homme fût en congé, soit qu'il ne jugeât pas utile de revenir pour si peu. La reprise d'un travail pénible a été visiblement, deux fois, la cause de la conversion d'une induration en abcès.

En s'arrêtant aux chiffres qui ont pu être obtenus, on aura observé trente-huit fois des accidents locaux dignes d'être notés. Les abcès étant la forme de ces accidents la plus sérieuse, la seule qui puisse être grave, il est bon d'insister sur leur proportion de fréquence, et qui est d'environ de un sur dix malades, en ne comptant pas pour plus d'une unité ceux qui ont eu plusieurs abcès. Somme toute, c'est un abcès sur trente injections environ.

Hâtons-nous de dire que jamais, dans les cas de notre observation, cet accident n'a été grave par lui-même ou par ses suites. Mais il ne faut pas se dissimuler ce qui pourrait en advenir : il est toujours mauvais qu'il y ait du pus dans l'économie, toujours regrettable de devoir porter l'instrument tranchant sur la peau humaine ; sans compter le retard pour le travail des patients et la dépense qu'entraîne la prolongation de leur séjour à l'hôpital. Les accidents

locaux moins avancés ne sont l'affaire que de quelques applications
émollientes ; mais il est encore bon de se demander dans quelles
limites le médecin est autorisé à infliger à son semblable un sur-
croît de souffrance, même léger.

L'autopsie de Guyodo (obs. X) m'a permis d'étudier les désordres
accomplis dans le tissu cellulaire par les injections, quatre ou cinq
jours après qu'elles ont été pratiquées. Les sugillations violettes,
cadavériques, étaient plus prononcées au niveau des piqûres que
partout ailleurs : le derme était sain dans toute son épaisseur, sauf
l'imbibition sanguine; les couches celluleuses sous-jacentes, dans
un rayon de 3 à 4 centimètres autour des piqûres, avait perdu
son aspect blanc-nacré, était d'un gris-brûnâtre, s'effilant avec
les pinces comme de l'étoupe; l'incision en faisait couler une petite
nappe de sang très-fluide. C'est, évidemment, ce sang qui est mêlé au
pus des abcès et, sans doute, c'est son sérum qui donne au contenu
de la plupart cet aspect de liquide jaune, ténu, un peu filant, qui a
été signalé, pendant que les parties solides apparaissent avec des
débris mortifiés de tissu cellulaire sous forme de particules noirâtres.
La lymphe qui peut s'épancher est moins dans le foyer des abcès que
dans les masses indurées qui succèdent, d'autres fois, à l'injection.

Un chien, sacrifié vingt-quatre heures après des injections hypodermiques de 4 à 5 centimètres cubes d'une solution morphinée, a
présenté la même infiltration sanguine des couches celluleuses sur
un large espace; de plus, sous la peau, en un point correspondant
à l'orifice d'une des piqûres, il s'était déjà formé un dépôt de pus,
gros comme un pois ; le microscope a confirmé le témoignage de
l'œil sur la nature de cette petite collection.

Faut-il, après ce qui vient d'être dit, s'arrêter à réfuter les
reproches de *lenteur* et de *difficulté d'exécution* que l'on a faits à la
méthode? On répond à de certaines argumentations comme faisait
le philosophe devant qui l'on niait le mouvement. Je ne résiste
pourtant pas au besoin de reproduire le curieux passage suivant :
« S'il fallait traiter de cette façon (par les injections) quelques cen-
taines de malades, on n'en finirait point. En supposant qu'il y en
eût deux cents, et ce nombre, à la saison des fièvres, est presque
toujours dépassé à l'hôpital d'Anvers, et que l'on mit seulement
cinq minutes par malade, on arriverait à un total de près de dix-
sept heures *par jour* employées en injections hypodermiques ([1]). »

([1]) Desguins, *Archives médicales belges*, 2ᵉ série, t. II, 4ᵉ fascicule, octobre
1865 (Extrait du *Journal de médecine et de chirurgie pratiques*, janvier 1866,
p. 26).

Soit que l'hôpital d'Anvers ait bien réellement deux cents fébricitants *actuels* à traiter par jour, soit que l'on y donne tous les jours
le sulfate de quinine à tous les fiévreux présents, anciens ou nou-
veaux, fussent-ils sans accès depuis quinze jours, je reste également
stupéfait. A l'hôpital de Constantine, pour deux divisions de fiévreux de cent vingt malades chacune, dans la saison des fièvres,
on dépense une moyenne de quarante doses de sulfate de quinine
par jour, en injections ou autrement. La province de Constantine
serait-elle cinq fois plus salubre que la Belgique? Au demeurant,
il nous faut deux minutes au plus, avec la seringue Luër, pour faire
une injection de 5 centimètres cubes et toutes les opérations an-
nexes, y compris le lavage de la seringue à l'eau claire, précaution
qu'il ne faut pas négliger.

C. Les accidents locaux me semblent être un obstacle péremp-
toire à la généralisation absolue, et en principe, de la méthode
hypodermique appliquée au sulfate de quinine. En règle, elle doit
être réservée aux circonstances dans lesquelles la sécurité qu'elle
assure au médecin et au malade contre-balancent les risques qu'elle
fait courir au dernier. Qu'on rende la méthode absolument inoffensive, et je la proclamerai la meilleure de toutes. Est-ce chose à
espérer? C'est plutôt à la chimie de répondre; cependant, il me
semble que, dans l'état actuel de la science, on se heurte à une im-
possibilité, par la raison qu'il n'existe pas de dissolvant de sulfate
de quinine à la fois indifférent pour les tissus et assez énergique
pour tenir en solution dans quelques gouttes de véhicule la quantité du médicament nécessaire pour une dose convenable. L'idéal
réalisé serait un liquide inoffensif qui dissoudrait le sulfate de quinine à poids égaux de sel et de liquide. Celui qui trouverait ce
dissolvant aurait résolu le problème, peut-être: je dis peut-être, car il
n'est pas encore parfaitement certain que quelques gouttes du
liquide le plus anodin pourront toujours impunément être déposées
dans le tissu sous-cutané.

Dans les conditions actuelles des ressources pharmaceutiques,
l'usage des injections sous-cutanées de sulfate de quinine dans les
fièvres palustres doit se restreindre à un nombre de cas, dont les caractères seraient à peu près déterminés par la classification qui suit :

1° La plupart des accès pernicieux, dans lesquels l'administration par la bouche est difficile, l'absorption lente et incertaine.

2° Les fièvres avec état gastrique, se traduisant par des nausées
ou, surtout, des vomissements spontanés, pendant tout le temps que
durent ces vomissements.

3° Les fièvres rémittentes et continues, au moins au début du traitement, lorsqu'il y a indication de ne pas retarder l'emploi des évacuants et que, d'un autre côté, on pourrait mal faire en différant l'usage du médicament spécifique.

4° Les fièvres quelconques, chez les malades qui tolèrent mal le sulfate de quinine administré par la bouche.

5° Les fièvres réfractaires aux médications et aux procédés usuels, et pour la guérison desquelles il faut essayer de toutes les ressources de la thérapeutique.

6° Oserai-je ajouter les fièvres des pauvres qui ne peuvent ou ne veulent venir à l'hôpital ? A mon avis, il vaudrait mieux leur faire courir quelques chances d'accident local que de les laisser garder la fièvre et perdre leur santé, au nom d'une rigueur égalitaire qui ne serait pas louable si elle ne savait fléchir en ceci. On peut, du reste, s'arranger de façon à faire l'injection dans la région du corps qui participe le moins au travail habituel du malade. Bien des médecins penseront que cette conduite est plus philanthropique que de mettre à la disposition des petites bourses l'extrait de petite centaurée ou quelque autre succédané appelé, selon les inventeurs, à faire baisser le prix du sulfate de quinine.

7° Les indications 3° et 4° font pressentir une combinaison de la méthode des injections avec les procédés habituels qui satisfera, dans bien des cas, la prudence du médecin et la règle du *non nocere.* Les malades peuvent très-bien ne pas être soumis aux injections pendant toute la durée de leur traitement, parce que, du jour au lendemain, l'état qu'ils présentaient à l'entrée peut se modifier avantageusement. En d'autres termes, les indications de la méthode hypodermique, flagrantes le premier jour, peuvent ne plus exister le lendemain, et un cas pressant aujourd'hui sera demain un cas ordinaire. Le mode thérapeutique pourra, rationnellement, se transformer de même. Tel malade, à l'entrée, est dans un état comateux, dans une résolution profonde, a les mâchoires serrées par du trismus ; ou bien, il est en proie à des vomissements que renouvelle l'ingestion d'une boisson même aqueuse ; ou encore, il est en puissance d'une fièvre continue, avec embarras extrême des premières voies. Tout en faisant donner les soins que réclame la physionomie particulière des complications, on administrera, sans perte de temps, le spécifique par une injection sous-cutanée que l'on renouvellera sept à huit heures plus tard, si c'est encore nécessaire. Mais qu'au bout de vingt-quatre ou quarante-huit heures, les manifestations gênantes ou pressantes aient disparu, que l'estomac paraisse être revenu apte à recevoir le médicament dans de bonnes conditions pour une absorption certaine, alors il est tout à fait naturel de quitter la voie du tissu cellulaire pour reprendre celle du tube digestif. Moins on a fait de piqûres et moins l'on a de chances d'accidents topiques, et, s'il survient de ceux-ci, on a l'excuse de la nécessité ou tout au moins d'une indication suffisante.

Pour mon compte, cette combinaison me satisfait particulièrement et m'est devenue familière, dans la pratique de chaque jour, vis-à-vis de mes fébricitants. C'est, essentiellement, le mode d'utilisation de la méthode hypodermique auquel m'ont conduit les observations notées dont ce travail n'est que le commentaire.

Et c'est pour cela que, sans admettre à une généralisation absolue le traitement par les injections sous-cutanées, je suis heureux d'en disposer et n'hésite pas à le déclarer bon et susceptible d'être adopté dans un grand nombre de cas.

Paris. — Typographie HENNUYER ET FILS, rue du Boulevard, 7.